48
49

NOTE

SUR L'ALIMENTATION

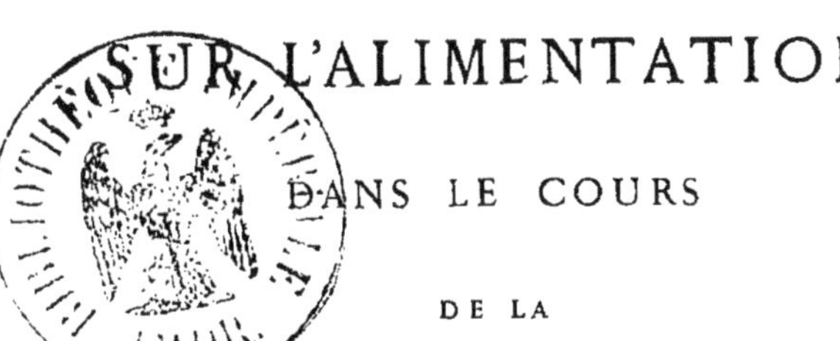

DANS LE COURS

DE LA

FIEVRE TYPHOIDE

Par Louis GUBIAN,

docteur en médecine de la Faculté de Paris,
médecin titulaire du Dispensaire général de Lyon, secrétaire
de son Comité médical,
médecin du Dispensaire spécial (syphilitique),
ancien chef de clinique médicale à l'Ecole de médecine,
ancien interne des Hôpitaux, chargé de mission
à Serves pour l'épidémie du typhus de 1854,
membre de la Société des sciences médicales et de plusieurs autres
Sociétés savantes.

LYON

IMPRIMERIE DE LOUIS PERRIN
rue d'Amboise, 6.

—

1863.

NOTE

SUR L'ALIMENTATION

DANS LE COURS

DE LA FIEVRE TYPHOIDE

Si la méthode numérique est passible de quelque reproche, on ne peut cependant disconvenir que les statistiques fournies par les hommes de science sur des questions qui touchent d'aussi près à la santé publique que celles des pyrexies graves à caractère épidémique pourront seules permettre, en groupant les faits, de comparer les méthodes de traitement et d'indiquer celles qui donnent les résultats les plus favorables.

Je ne viens pas proposer un moyen nouveau : j'apporte, dans une question, selon moi fondamentale mais par trop négligée de thérapeutique, le fruit de mon observation sollicitée déjà par celle de maîtres habiles dans l'art de guérir, je veux parler du *régime diététique dans la Dothiénentérie*. Dans un mémoire lu, l'an dernier, sur ce sujet, à la Société des Sciences médicales de Lyon, je citai 34 cas de fièvre typhoïde relevés par moi dans ma pratique depuis plusieurs années, et, sur ce nombre, 27 guérisons. Depuis cette époque, sur 16 nouveaux cas, je crois devoir à la méthode que j'ai suivie le résultat satisfaisant de 14 guérisons, ou tout au moins, comme j'espère le démontrer plus loin, de convalescences relativement abrégées et dégagées de complications graves. C'est donc sur un total de 50 malades que je peux présenter le chiffre de 41 observations dont la terminaison a été heureuse.

A notre époque de réaction contre les préjugés dont l'Ecole de Broussais avait imposé le joug, on s'étonne à bon droit de cet abus de l'abstinence auquel s'évertuent encore bon nombre de praticiens éminents dans le traitement des pyrexies de longue durée. Il semble que, dans un sentiment très-louable mais insuffisant de réprobation contre la saignée, on ait fait assez d'administrer, au début de la fièvre, des purgatifs salins, de donner des tisanes tempérantes, de faire la médecine des symptômes, etc. Sans entrer dans l'énumération de ces moyens thérapeutiques et de beaucoup d'autres dont l'expérience démontre journellement les précieux avantages, comme l'hydrothérapie localisée (la glace ou la serviette mouillée en applications sur le ventre, etc., etc.), mon but, dans cette note, est d'insister sur la néceffité d'alimenter le malade dès le commencement.

Déjà, en 1854, lors de ma mission médicale à Serves, je considérai le régime comme la partie essentielle du traitement de la fièvre typhoïde.

Pour rendre mon opinion plus valable en l'étayant d'autorités respectables qui ont acquis droit de domicile dans notre science, je ne saurais mieux faire, que de m'inspirer des paroles même de M. Trousseau, extraites d'une des meilleures leçons de ce savant et illustre maître :

« J'exige, dit-il, que mes dothiénentériques, dès
« le début, mangent chaque jour deux petits potages
« maigres et qu'ils prennent quelques cuillerées de
« bouillon, sans tenir compte de la répugnance
« que quelques-uns manifestent, sans même me
« laisser arrêter par les vomissements, qui semble-
« raient contre indiquer l'alimentation. Dans ce
« dernier cas, je recommande d'essayer chaque
« jour les potages gras et les potages maigres,
« jusqu'à ce que les uns et les autres soient bien
« supportés. »

Cette pratique est aujourd'hui conseillée par plusieurs médecins des hôpitaux de Paris et de Lyon. Si quelques-uns, comme MM. Barth et Legroux, Vigla, etc., n'accordent des aliments que vers le 8me jour, d'autres, comme M. le Professeur Devay, les autorisent vers le milieu du premier septénaire ; d'autres, enfin, comme Aran, MM. Trousseau, Béhier, Cahen, Charcot, Teissier, de Lyon, forcent les dothiénentériques à s'alimenter dès le début.

M. Cahen a démontré que les expériences phy-

siologiques de Chossat concordaient avec les observations médicales pour établir les inconvénients d'une diète rigoureuse dans les maladies de longue durée. Chossat avait vu, en effet, qu'une abstinence complète faisait perdre au corps, dans les 24 heures, 42 millièmes de son poids, et que la mort survenait fatalement quand la perte totale s'élevait aux quatre dixièmes du poids primitif. « Or, dit M. Ca-
« hen, dans la fièvre typhoïde nous voyons sur-
« venir rapidement un amaigrissement considé-
« rable qui atteint quelquefois les derniers degrés
« de l'émaciation. N'est-il pas probable, ajoute-t-il,
« qu'alors la mort, quand elle a lieu, peut résulter
« moins encore du progrès de la maladie elle-
« même que de cette déperdition au-delà de la-
« quelle la vie est impossible. Dans ces cas, l'in-
« dividu se nourrit aux dépens de sa propre exis-
« tence, et c'est pour s'opposer à cette *autophagie*
« qui entraîne l'extinction de la vie, ou tout au
« moins de sérieux accidents, c'est pour soutenir
« l'organisation dans sa lutte contre une maladie
« de longue durée qui tend à l'affaiblir qu'il est de
« toute nécessité de prescrire une alimentation
« convenable (1). »

D'ailleurs, M. Trousseau se garde des exagérations dans lesquelles peuvent tomber ceux qui ne craignent pas de donner des aliments solides dans le cours et dès le début des fièvres continues.

____

(1) Trousseau, clin. cit.

Il démontre, par le livre d'Hippocrate écrit sur ce sujet, par cette citation de Celse : *Opportunum medicamentum est opportune cibus datus ;* par cette autre d'Arétée : *In alimentis medicamenta sunt,* que l'idée qu'il défend est aussi vieille que la médecine. Morton, Graves, Bretonneau l'ont également appuyée de leur autorité.

Après M. Trousseau, je citerai ces mots de Graves : « Un malade qui souffre à la fois de la « fièvre et d'une abstinence prolongée, dont la « sensibilité est obtuse et dont les fonctions sont « profondément troublées et qui, en outre, a peut- « être de la stupeur et du délire, ne demandera « pas des aliments, bien qu'il en ait besoin, et si « vous ne le contraignez pas à prendre de la nour- « riture comme remède, vous verrez survenir chez « lui des symptômes que l'inanition amène chez « une personne bien portante, et vous aurez une « inflammation gastrique ou cérébrale comme con- « séquence de la privation des aliments. Vous « penserez peut-être que le malade n'a pas besoin « de nourriture puisqu'il est sans appétit et qu'il « n'en demande pas. Autant vaudrait laisser accu- « muler l'urine dans la vessie du malade parce qu'il « n'éprouve pas le besoin de l'expulser. Votre de- « voir est d'intervenir quand la sensibilité est altérée « et quand la sensation de besoin est endormie, « et vous ne devez pas permettre que le malade « coure les risques des terribles conséquences de « l'inanition, parce qu'il ne demande pas de nour-

« riture. Jamais je n'agis de la sorte. Après trois
« ou quatre jours de fièvre, je prescris toujours
« une nourriture légère, et j'en continue l'usage
« pendant tout le cours de la maladie. »

C'est aussi la pratique que nous mettons en
usage, et dans aucune de nos observations où la
durée moyenne de la maladie a été de trois à quatre
septenaires, la convalescence, à part quelques phénomènes nerveux peu marqués, des douleurs erra-
tiques dans les membres, n'a été entravée par les
accidents si fréquents chez les individus épuisés par
une diète rigoureuse. Les malades n'ont offert ni
troubles gastriques, ni vomissements, ni diarrhée
très-abondante, ni hydropisies, ni œdèmes, point
d'escharres, point d'érysipèles, point de suppura-
tions colliquatives, pas de paraplégies ni de gan-
grène.

Comme les médecins dont j'ai parlé plus haut,
je pense que le sang se renouvelant à l'aide de l'alimentation, dès que les éléments de sa reconstitu-
tion font défaut, tous les actes nutritifs s'exercent
alors sur la matière vivante et organique. L'animal
vivant aux dépens de sa propre substance, ne trou-
vera pas en lui-même tous les matériaux de la res-
tauration, le sang prendra immédiatement des qua-
lités anormales, et les organes qu'il est destiné à
réparer s'altèreront eux-mêmes dans leur com-
position intime ; d'où ce cercle, appelé le cercle
de l'*autophagie* par Bretonneau, cercle dans lequel
la désorganisation du sang et des tissus va toujours

s'accroissant, jusqu'à ce que les fonctions d'abord troublées se dérangent complètement, se dissocient et que la mort vienne couronner cette destruction graduelle de l'économie.

Selon le professeur que je me plais à citer, la constitution normale du sang est la condition de l'accomplissement de tous les actes de la nutrition interstitielle, et une bonne nutrition est la condition de l'accomplissement des fonctions départies à chaque organe. Il faut donc nourrir les malades avant toutes choses ; il faut tenir compte de l'état de leurs forces, de façon à les mettre en état de résister à la fièvre qui les dévore ; suivant leur degré de faiblesse, suivant la longueur présumée de la maladie, il faut leur donner à manger plus ou moins souvent, mais toujours des aliments sous forme liquide et en petite quantité.

On sait aussi que l'état syncopal des enfants doit être rapporté à une nourriture insuffisante et à l'anémie qui en est la suite ; et, d'un autre côté, il n'est pas rare de voir des selles copieuses être suivies de lypothymie chez l'adulte, et, si l'alimentation est insuffisante, la décomposition des traits de la face, avec prostration et pâleur, l'anémie et une convalescence interminable en seront le résultat.

Si les preuves cliniques abondent en faveur de l'alimentation soutenue, l'anatomie pathologique lui apporte aussi son tribut. Les travaux de M. Leudet ont surtout insisté sur le danger des ulcérations et de la perforation du gros intestin, survenant à la suite de la fièvre typhoïde ; les lésions dont il s'agit sont à peu près celles de la dyssenterie chronique ; or, la durée prolongée de la maladie, l'établissement incomplet de la convalescence, sont les conditions dans lesquelles elles s'observent surtout. Dans le gros intestin la lésion peut être grave et étendue, tandis que les ulcérations des éléments glandulaires de l'intestin grêle, caractéristiques de la fièvre typhoïde peuvent arriver à une cicatrisation complète, c'est même ce qui a lieu le plus souvent. Le diagnostic ne peut faire reconnaître d'une manière certaine ni l'existence de la lésion, ni son siège, ni son intensité. On peut seulement la soupçonner aux signes d'un affaiblissement progressif, à l'amaigrissement, à l'altération de la face, à la pâleur cachectique du teint, à la formation d'escarres dans les régions du corps les plus déclives et aux hémorrhagies intestinales : Nous croyons fermement que l'alimentation intempestive à laquelle sont quelquefois soumis sans préparation les malades vers la fin du 3me septénaire est, la plupart du temps, la cause des accidents que nous venons de signaler, et qui sont évités par l'alimentation donnée dès le début.

Notre conviction n'est pas moins formelle au sujet de la convalescence qui est singulièrement abrégée par l'usage des bouillons donnés dans le cours de la dothiénentérie. Ainsi, chez neuf de nos malades, la guérison était complète du 30me au 40me jour, chez dix du 35me au 45me jour, chez

huit du 45me au 5o^{me} jour, et, par guérison complète j'entends la reprise des travaux de ces malades.
Loin de nous la prétention d'opposer une barrière
à un mal qui ne saurait être jugulé ; car, comme le
fait si judicieusement observer M. Louis à propos
des émissions sanguines, et ceci est applicable à
toute autre médication : « On multiplierait en vain
« cette médication pour éteindre sous son in-
« fluence le mouvement fébrile, l'expérience a
« montré et montre tous les jours que l'affection
« typhoïde bien caractérisée, celle sur l'existence
« de laquelle aucun doute ne peut s'élever, n'est
« pas susceptible d'être jugulée, ce qui n'est guère
« moins vrai, d'ailleurs, de la péripneumonie et
« des autres maladies inflammatoires. »

Les observations que nous avons jointes à cette
note ne peuvent laisser aucun doute dans l'esprit
sur la nature de nos dothiénentéries.

Ire OBSERVATION.

M. X..., âgé de 18 ans, d'un tempérament lympha-
tique, d'une constitution médiocre, me fait appeler au
bout de 3 jours de maladie, le 10 septembre 1858. Au
début : courbature, frissons, céphalalgie, bourdonnements
d'oreilles, obnubilations, puis soif, anorexie. — Traitement : bouillon de raves beurré jusqu'au 12 septembre,
eau panée.

13 septembre. Surdité légère, frissons, pesanteur et
douleur dans l'abdomen, sueurs. — Même traitement.

14. Embarras gastrique ; facies vultueux, épistaxis,

malaise général, sans stupeur, langue blanchâtre, épaisse, soif vive. — Limonade tartrique, eau gommée, bouillons.

15. L'embarras gastrique étant plus prononcé, je fais prendre un gramme de sulfure noir de mercure.

16. Langue sèche, pouls accéléré à 92. — Bouillon de grenouilles.

17. Même état. Bouillon de poulet, limonade.

18. Délire, épistaxis, météorisme, soif. — Même traitement jusqu'au 25, la somnolence, la stupeur, le météorisme, le gargouillement, la diarrhée (4 à 5 selles par jour), les taches rosées lenticulaires sur l'abdomen apparaissent. — Le bouillon de poulet troublé continue à être donné au malade à la dose de 4 à 5 tasses par jour.

26. La soif a diminué, le météorisme, la diarrhée, la stupeur sont moins marqués. Le pouls demeure à 110 pulsations. Serviettes mouillées souvent renouvelées sur l'abdomen.

30. Le pouls a baissé de 10 pulsations. — Du bouillon de bœuf est donné avec du bouillon de poulet.

Le 1er octobre, la peau est sèche, la langue un peu humide, deux selles par jour, sudamina. Dès ce moment, l'amélioration fut progressive et non interrompue, les selles quotidiennes, le pouls demeure accéléré 4 à 5 jours encore ; les digestions d'aliments de plus en plus abondants (poulet, œufs à la coque, poisson, etc.) sont faciles et régulières et, le 10 octobre, le malade pouvait partir, dans un état très-satisfaisant, pour un voyage projeté.

Il a joui depuis d'une santé excellente.

Réflexions. — Sans m'arrêter aux symptômes dont le caractère ne saurait laisser de doute sur celui de l'affection, je ferai remarquer que dès le premier jour je donnai des bouillons maigres, mais beurrés, à mon malade, que je ne tardai pas à lui faire prendre le bouillon de grenouilles ou de poulet, qui ne fut pas discontinué malgré la gravité des symptômes, et l'on voit même qu'au 20e jour

de la maladie je permis le bouillon de bœuf. Il n'est certainement pas possible de supposer que sans le régime
diététique auquel le malade a été soumis avec persévé-
rance, l'issue de l'affection eût été funeste ; on doit seulement présumer que, sans son secours, la convalescence
eût été plus tardive et plus lente, et que c'est en l'abrégeant
qu'il a été utile.

IIe OBSERVATION.

Mme X..., rue Lainerie, âgée de 25 ans, tempérament
sanguin nerveux, constitution forte, nourrissant un enfant
de six mois, est prise le 27 mars 1860 de céphalalgie, de
frissons, de douleurs dans les membres, à l'épigastre, avec
soif et anorexie. Appelé auprès d'elle le lendemain du
début du mal, je fais continuer l'allaitement et je prescris
du bouillon de poulet léger alternant avec de la limonade
citrique ; je recommande même, en raison de la nécessité
de soutenir les forces pour entretenir la lactation, d'ajouter
un peu de fécule au bouillon, de manière à le troubler
simplement.

Malgré l'aggravation de l'état le 29 mars, malgré l'intensité des maux de tête, malgré même quelques douleurs
de ventre, le même régime est continué.

La fièvre augmente le 2 avril, la diarrhée survient, langue rouge au pourtour, blanchâtre en arrière, respiration
accélérée, agitation. (Julep gommeux opiacé. — Bouillon
de poulet.)

Le 4 avril, douleur dans la fosse iliaque droite, météorisme, liserée blanchâtre des gencives, pouls irrégulier à
89, faiblesse médiocre. — (Même traitement. Bouillon
épaissi.

Le 9 avril, taches rosées lenticulaires. (Même traitement.)
Du 10 au 15, toux rare, selles moins fréquentes, pouls à
90, assoupissement pendant 24 heures, puis un peu de
délire. — (Vésicatoire à la jambe, potion avec 20 gouttes

de teinture de castoreum, bouillon et panades légères.)
Le 17, bouillons et potages très-légers, boissons dé-
layantes. Le 18 avril, 22ᵉ jour de la maladie; langue plus
humide, soif diminuée, ventre insensible à la pression.—
Potages légers.

A dater de ce moment, l'amélioration déjà sensible
fut rapide, les forces revinrent vite, l'alimentation fut donnée d'une manière croissante, mais toujours modérée;
la langue se dépouilla complètement, le ventre devint
indolent, les selles quotidiennes.

Le 1ᵉʳ mai, c'est à dire 32 jours après le début de la
maladie, la guérison était complète; la malade put reprendre ses travaux habituels, et son enfant ne s'aperçut
en rien de la maladie de sa mère; il ne paraissait pas en
avoir souffert le moins du monde; on ne cessa pas un seul
jour de lui donner plusieurs fois le sein.

Réflexions. — Cette observation remarquable sous
le rapport de la rapidité de la convalescence, ne l'est pas
moins sous celui-ci; c'est que, grâce au régime diététique,
l'allaitement n'a pas été discontinué au double profit de
la mère et de l'enfant. Je n'ajouterai qu'un mot, c'est qu'il
est impossible de ne pas voir dans l'amélioration rapide
survenue dans le milieu de la maladie, vers le 18 avril,
l'effet du régime diététique, moins encore parce qu'elle
est survenue dans le moment où il constituait la partie
essentielle et unique du traitement, que parce que jusqu'à
ce moment, les symptômes avaient toujours été croissant.

IIIᵉ OBSERVATION.

Mˡˡᵉ C..., âgée de 21 ans, demeurant rue Thomassin,
d'un tempérament bilioso-nerveux, d'une constitution médiocre, bien réglée habituellement et depuis l'âge de 15
ans, éprouve le 15 novembre 1861 de la céphalalgie, des
douleurs lombaires, de la gastralgie, avec soif, anorexies.

chaleur. Le 16, ces symptômes augmentent jusqu'au 18, époque où à la constipation succède de la diarrhée. A cette époque je vois la malade, qui était tenue à la diète depuis 5 jours; je prescris des bouillons nutritifs de grenouilles et de poulet, additionnés d'une très-petite quantité de fécule, deux lavements de mauve. Le lendemain, l'épigastre et les régions iliaques sont sensibles à la pression; légère épistaxis, pouls à 86. Glace sur le ventre. Jusqu'au 22, soif légère, langue nette, humide, le ventre devenant de plus en plus indolent, selles quotidiennes naturelles, ou provoquées par des lavements simples : le même traitement diététique est continué.

Le 5 décembre, quelques taches rosées lenticulaires, pouls à 96, pas de délire. Crêmes de riz, d'avoine, bouillons de poulet et de veau donnés comme tisane.

Un peu de délire le 8 et le 10 décembre, assoupissement le 11 et le 12. — (Vésicatoires aux jambes, bouillons et crêmes légères.)

Le 14, le pouls est moins faible et moins accéléré, langue humide, météorisme presque insensible.

A dater de ce moment, la convalescence commence. Quelques accès périodiques se produisant, le quina est donné pendant trois à quatre jours, et le 22 décembre la malade, complètement guérie, peut reprendre son état de modiste.

RÉFLEXIONS. — Cette observation est remarquable par l'amélioration qui n'a pas tardé à survenir après l'administration des aliments que nous avons eu le soin de diminuer ou d'augmenter, suivant l'état de faiblesse de la malade, selon que le pouls était élevé ou abaissé. Cette pratique, dont nous n'avons jamais dévié, nous a toujours réussi. La limite de l'efficacité de la méthode est peut-être incertaine, mais elle ne paraît pas douteuse.

IVᵉ OBSERVATION.

M. A..., employé, âgé de 24 ans, d'un tempérament sanguin, d'une constitution forte, éprouve le 20 septembre
1860 un frisson accompagné de mal de tête et d'un affaiblissement qui l'oblige à quitter son travail. Le 2ᵉ jour,
selles liquides, état saburral prononcé. Le 4ᵉ jour, abat-
tement, céphalalgie continue, stupeur légère, lassitude générale, lèvres sèches, langue aride, soif ; malgré l'inappé-
tence accusée par le malade, nous ordonnons un bouillon
maigre comme boisson ordinaire, et 2 potages légers dans
la journée. L'eau panée vineuse peut être donnée alterna-
tivement avec le bouillon.

Le 30 septembre, amélioration générale, quoiqu'il y ait
du gargouillement iléo-cœcal avec un peu de météorisme.
Le pouls qui était à 104, 108 pulsations est tombé à 96. Le
2 octobre quelques crachats glaireux accompagnent des
râles muqueux. Un looch avec 1 gr. d'ox. bl. d'antimoine,
est ajouté aux bouillons et aux crêmes.

Le 3 octobre, pouls à 68 pulsations, quelques selles
diarrhéiques, la langue est humide, la soif moindre, le
ventre souple, le gargouillement a presque totalement dis-
paru ; il n'y a plus d'éruption bien caractérisée.

Le 5 octobre, le mieux continue ; le pouls à 64 pulsations, deux selles presque normales, appétit, convalescence
commençante.

Le 7 octobre, la langue est humide, rosée, la soif très-
médiocre, le ventre indolent, sans gargouillement ; des aliments en plus grande quantité sont donnés chaque jour
d'une manière progressive, sans que le malade en soit fati-
gué. Cependant, une imprudence, commise le 12 octobre,
nous oblige, après une indigestion, à donner un laxatif au
malade, il avait mangé plus qu'il n'y avait été autorisé. Cet
accident retarde de quelques jours la guérison qui est com-

plète le 23 octobre, époque où M. A..., reprend ses occupations.

RÉFLEXIONS. — La fièvre, chez ce malade, a été d'une moins grande gravité que chez les autres. Il n'y a pas eu d'épistaxis, ni taches rosées lenticulaires bien caractérisées, mais les troubles des sens, la céphalée, l'état fébrile, le gargouillement, la douleur iléo-cœcale, la durée de la maladie en l'absence même de troubles cérébraux, tout indique que nous avons bien eu affaire à une dothiénentérie. Il importe de faire remarquer que l'alimentation soutenue a permis d'élever rapidement, et sans danger pour le malade, la quantité de ses aliments, et que sa convalescence un peu contrariée d'abord par l'ingestion d'une trop grande quantité d'aliments pris à la fois, n'a pas tardé à reprendre sa marche heureuse et à mener le malade à une guérison très-complète au bout de 34 jours de maladie.

Nous bornerons là l'exposé des faits cliniques qui ont servi de base à notre statistique. Les quatre observations dont on peut rapprocher les 37 autres suffisent à démontrer la facilité avec laquelle on a pu porter le diagnostic, et la pensée qui a présidé à la thérapeutique suivant la succession, la simplicité ou la complication des phénomènes morbides.

Nous prescrivons en général, dès le 2ᵉ ou 3ᵉ jour de la maladie, c'eſt-à-dire dès son début, des bouillons maigres légèrement beurrés et panés, et pendant toute la première période où l'on donne habituellement les tempérants et les sédatifs (que nous sommes loin de repousser d'une manière abſolue) nous faiſons prendre ces bouillons maigres suivis bientôt de bouillons de grenouilles ou de poulet avec des crêmes très-claires de gruau, d'orge, de riz, d'avoine, etc.

Nous avons remarqué que, grâce à cette pratique, l'indication des évacuants, salins et huileux, des antispasmodiques, devenait moins précise à la 2ᵉ période durant laquelle nous continuons le bouillon de poulet seul ou coupé avec le bouillon de bœuf, ou encore troublé par l'addition d'une petite quantité de pain grillé et passé.

Si, à cette période, les phénomènes abdominaux prédominent, que des hémorrhagies intestinales surviennent, nous revenons aux bouillons maigres, pour reprendre les bouillons plus nutritifs dès la disparition ou même dès la diminution de ces phénomènes.

Avec M. Teissier, nous préférons, dans cette période, le sulfure noir de mercure aux autres purgatifs si l'état saburral se prononce, ou s'il importe d'établir un révulsif sur les intestins en raison des complications qui peuvent survenir du côté de la poitrine ou de la tête. Grâce à ce médicament, notre régime diététique peut être continué ; car l'éthiops minéral ne fatigue pas ordinairement les premières voies.

Nous avons remarqué que les malades qui, arrivés à la 3ᵉ période sont justiciables des toniques les supportent, lorsqu'ils ont été constamment alimentés, beaucoup mieux que ceux qui sont soumis d'emblée aux corroborants, au quinquina ou au tannin (ainsi que l'ont récemment recommandé MM. Garnier et Leriche)

Et même, la débilité étant moins prononcée chez nos malades que chez ceux qui ont été soumis à une diète sévère, les toniques de la 3ᵉ période deviennent moins nécessaires ; il suffit d'élever l'alimentation progressivement mais toujours avec beaucoup de ménagement. Je n'ignore pas qu'on a objecté que les bouillons azotés donnés dans le cours de la dothiénentérie n'agissaient pas autrement que comme tempérants et n'étaient point abforbés, que toute substance nutritive était rejetée sans avoir été assimilée, et que ce n'était qu'au moment de la convalescence, alors seulement que le sujet maigrissait, que l'alimentation pouvait être commencée avec avantage, en raison du réveil de la fonction et des organes de l'absorption.

J'oppose à ce raisonnement, qui ne me paraît que spécieux, les preuves contraires de l'expérience, et j'en appelle à tous ceux qui ont mis en usage chez leurs malades la méthode nutritive : toutes les fois qu'elle a été appliquée avec ménagement et prudence a-t-elle provoqué les complications qui sont le résultat de l'indigestion, telles que la diarrhée, le vomissement, les douleurs épigastriques, etc. ?

En résumé, me fondant sur une observation déjà étendue, je viens appeler de nouveau l'attention sur les bons effets du régime diététique dans le cours de la dothiénentérie.

Cette méthode n'aggrave pas les phénomènes abdominaux, et dans aucun cas, si elle est dirigée avec discernement, elle ne peut occasionner d'accident.

Elle diminue les complications qui peuvent survenir pendant la maladie en restaurant les matériaux du sang.

Enfin, si l'on tend généralement à modérer la fièvre avec un choix de moyens très-variés et le plus souvent non identiques, on leur préfèrera bien certainement une diététique sage et mesurée qui, en soutenant les forces, abrégera de beaucoup la durée de la convalescence. Hâtons-nous de dire, pour terminer, que nous ne voulons point faire prévaloir nos idées d'une manière trop absolue, et que nous nous rallions complètement à cette pensée de M. le professeur Monneret : « Le traitement comme la « symptomatologie d'une affection sont une pierre « de touche délicate et difficile à manier et qui peut, « entre les mains des hommes intéressés à faire « triompher un système, conduire à des doctrines « fausses. »

C'est dans ce sentiment de circonspection et de prudente réserve qu'il convient de garder toujours dans les faits de la pratique médicale, que j'ai cru devoir émettre ces réflexions.